88 Recetas de Comidas y Jugos Para Mejorar Su Visión:

Prevenir La Pérdida de Vista Alimentando A Su Cuerpo Con Comidas Ricas En Vitaminas

Por

Joe Correa CSN

DERECHOS DE AUTOR

Esta publicación está diseñada para proveer información precisa y autoritaria respecto al tema en cuestión. Es vendido con el entendimiento de que ni el autor ni el editor están envueltos en brindar consejo médico. Si éste fuese necesario, consultar con un doctor. Este libro es considerado una guía y no debería ser utilizado en ninguna forma perjudicial para su salud. Consulte con un médico antes de iniciar este plan nutricional para asegurarse que sea correcto para usted.

RECONOCIMIENTOS

Este libro está dedicado a mis amigos y familiares que han tenido una leve o grave enfermedad, para que puedan encontrar una solución y hacer los cambios necesarios en su vida.

88 Recetas de Comidas y Jugos Para Mejorar Su Visión:

Prevenir La Pérdida de Vista Alimentando A Su Cuerpo Con Comidas Ricas En Vitaminas

Por

Joe Correa CSN

CONTENIDOS

Derechos de Autor

Reconocimientos

Acerca Del Autor

Introducción

88 Recetas de Comidas y Jugos Para Mejorar Su Visión: Prevenir La Pérdida de Vista Alimentando A Su Cuerpo Con Comidas Ricas En Vitaminas

Otros Títulos de Este Autor

ACERCA DEL AUTOR

Luego de años de investigación, honestamente creo en los efectos positivos que una nutrición apropiada puede tener en el cuerpo y la mente. Mi conocimiento y experiencia me han ayudado a vivir más saludablemente a lo largo de los años y los cuales he compartido con familia y amigos. Cuanto más sepa acerca de comer y beber saludable, más pronto querrá cambiar su vida y sus hábitos alimenticios.

La nutrición es una parte clave en el proceso de estar saludable y vivir más, así que empiece ahora. El primer paso es el más importante y el más significativo.

INTRODUCCIÓN

88 Recetas de Comidas y Jugos Para Mejorar Su Visión: Prevenir La Pérdida de Vista Alimentando A Su Cuerpo Con Comidas Ricas En Vitaminas

Por Joe Correa CSN

Mientras la visión degradada es algo con lo que la mayoría de nosotros tenemos que lidiar al envejecer, las causas de una pérdida de visión más severa varían. Algunos estudios muestran que cuando tiene más de 65 años, tendrá un 25% más de probabilidades de experimentar alguna forma de pérdida de visión.

Las causas principales de la pérdida de visión son:

- Degradación macular en uno o ambos ojos, principalmente por la edad
- Cataratas, que causan una visión borrosa o visión doble. Esto es más común con el envejecimiento y debería ser removido quirúrgicamente cuando cause problemas
- Retinopatía diabética, que es una complicación severa asociada a la diabetes
- Efectos secundarios de un paro cardíaco.

Mientras algunas de las causas mencionadas antes pueden ser tratadas con cirugía, hay otros remedios para la discapacidad visual causada por la edad, que pueden ser curados con ejercicios de los ojos y ciertos super alimentos.

Algunas comidas han demostrado ser más efectivos que otros para mejorar la visión.

He usado estos alimentos para crear recetas de jugos sabrosas que puede hacer usted mismo en casa. Las recetas en este libro ofrecen una variedad magnífica de sabor y bondad natural, que debería ayudar a sus esfuerzos para mejorar la función de los ojos.

Este libro es una colección de recetas que incorporan vitaminas y minerales directamente de la Madre Naturaleza. Las naranjas, los vegetales de hoja verde, zanahorias y otras frutas y vegetales en varias combinaciones, lograrán satisfacer cada gusto. ¡Empiece y disfrute!

88 RECETAS DE COMIDAS Y JUGOS PARA MEJORAR SU VISIÓN: PREVENIR LA PÉRDIDA DE VISTA ALIMENTANDO A SU CUERPO CON COMIDAS RICAS EN VITAMINAS

JUGOS

1.   Jugo de Hinojo y Espinaca

Ingredientes:

1 taza de hinojo, en trozos

1 taza de verdes de ensalada, en trozos

3 manzanas verdes grandes, sin centro

1 taza de espinaca fresca, en trozos

Preparación:

Lavar el bulbo de hinojo y recortar las capas marchitas. Trozar y rellenar un vaso medidor. Reservar el resto en la nevera.

Combinar los verdes de ensalada y espinaca en un colador grande. Lavar bajo agua fría y colar. Romper con las manos y dejar a un lado.

Lavar las manzanas y cortarlas por la mitad. Remover el centro y trozar. Dejar a un lado.

Combinar el hinojo, verdes de ensalada, espinaca y manzana en una juguera. Pulsar.

Transferir a un vaso y refrigerar 15 minutos antes de servir.

Información nutricional por porción: Kcal: 220, Proteínas: 5g, Carbohidratos: 66.3g, Grasas: 1.3g

2.   Jugo de Pepino y Brócoli

Ingredientes:

1 taza de pepino, en rodajas

2 tazas de brócoli, en trozos

1 taza de Brotes de Bruselas

1 cucharadita de aceite de oliva

Preparación:

Lavar el pepino y cortarlo en rodajas finas. Rellenar un vaso medidor y reservar el resto. Dejar a un lado.

Lavar el brócoli y recortar las capas externas. Trozar y dejar a un lado.

Lavar los brotes de Bruselas y recortar las hojas marchitas. Cortarlos por la mitad y dejar a un lado.

Combinar el pepino, brócoli y brotes de Bruselas en una juguera, y pulsar. Añadir 1 cucharadita de aceite de oliva antes de servir.

Servir inmediatamente.

Información nutricional por porción: Kcal: 74, Proteínas: 8.4g, Carbohidratos: 21.8g, Grasas: 1g

3.   Jugo de Coliflor y Brócoli

Ingredientes:

1 taza de coliflor, en trozos

1 taza de albahaca fresca, en trozos

2 tazas de brócoli, en trozos

1 manzana roja mediana, sin centro

1 limón grande, sin piel

Preparación:

Recortar las hojas externas de la coliflor. Lavar bajo agua fría y trozar. Llenar un vaso medidor y reservar el resto en la nevera.

Lavar el brócoli y trozarlo. Dejar a un lado.

Lavar la manzana y cortarla por la mitad. Remover el centro y trozar. Dejar a un lado.

Pelar el limón y cortarlo por la mitad. Dejar a un lado.

Combinar la coliflor, albahaca, brócoli, manzana y limón en una juguera. Pulsar y transferir a un vaso.

Agregar algunos cubos de hielo y servir inmediatamente.

Información nutricional por porción: Kcal: 156, Proteínas: 9g, Carbohidratos: 46.4g, Grasas: 1.5g

4.   Jugo de Calabacín y Albahaca

Ingredientes:

1 calabacín pequeño, en trozos

1 taza de verdes de mostaza, en trozos

2 tazas de albahaca fresca, en trozos

1 lima entera, sin piel

1 pepino entero, en rodajas

Preparación:

Pelar el calabacín y trozarlo. Dejar a un lado.

Combinar la albahaca fresca y verdes de mostaza en un colador grande. Lavar bajo agua fría. Trozar y remojar en agua tibia por 10 minutos.

Pelar la lima y cortarla por la mitad. Dejar a un lado.

Lavar el pepino y cortarlo en rodajas finas. Dejar a un lado.

Combinar el calabacín, albahaca, verdes de mostaza, lima y pepino en una juguera, y pulsar. Transferir a un vaso y refrigerar 10 minutos antes de servir.

Información nutricional por porción: Kcal: 126, Proteínas: 7.5g, Carbohidratos: 38.8g, Grasas: 1.4g

5.   Jugo de Coliflor y Palta

Ingredientes:

5 floretes de coliflor, en trozos

1 taza de palta, en cubos

1 lima entera, sin piel

1 puerro entero, en trozos

Preparación:

Lavar los floretes de coliflor y trozarlos. Dejar a un lado.

Pelar la palta y cortarla por la mitad. Remover el carozo y cortarla en cubos. Llenar un vaso medidor y reservar el resto en la nevera. Dejar a un lado.

Pelar la lima y cortarla por la mitad. Dejar a un lado.

Lavar y trozar el puerro. Dejar a un lado.

Combinar la coliflor, palta, lima y puerro en una juguera, y pulsar. Transferir a un vaso y refrigerar 10 minutos antes de servir.

Información nutricional por porción: Kcal: 268, Proteínas: 5.7g, Carbohidratos: 32.4g, Grasas: 22.5g

6.   Jugo de Manzana y Col Rizada

Ingredientes:

1 manzana roja mediana, sin centro

1 taza de pepino, en rodajas

2 tazas de col rizada fresca, en trozos

1 taza de berro, en trozos

1 taza de perejil fresco, en trozos

1 onza de agua

Preparación:

Lavar el pepino y cortarlo en rodajas finas. Rellenar un vaso medidor y reservar el resto. Dejar a un lado.

Lavar la manzana y cortarla por la mitad. Remover el centro y trozar. Dejar a un lado.

Lavar la col rizada bajo agua fría. Trozar y dejar a un lado.

Combinar el berro y perejil en un colador. Lavar bajo agua fría y romper con las manos. Dejar a un lado.

Combinar el pepino, manzana, col rizada, berro y perejil en una juguera, y pulsar. Transferir a un vaso y añadir el agua. Agregar hielo antes de servir.

Información nutricional por porción: Kcal: 150, Proteínas: 9.1g, Carbohidratos: 40.8g, Grasas: 2g

7.   Jugo de Zanahorias y Naranja

Ingredientes:

2 zanahorias medianas, en rodajas

2 tazas de brócoli, en trozos

1 naranja grande, sin piel

1 limón entero, sin piel

1 nudo de jengibre pequeño, sin piel

Preparación:

Lavar y pelar la zanahoria. Cortar en rodajas finas y dejar a un lado.

Recortar las hojas externas el brócoli. Lavar y trozar. Dejar a un lado.

Pelar la naranja y dividirla en gajos. Cortar cada gajo por la mitad y dejar a un lado.

Pelar el limón y cortarlo por la mitad. Dejar a un lado.

Pelar el nudo de jengibre y dejar a un lado.

Combinar las zanahorias, brócoli, naranja, limón y jengibre en una juguera. Pulsar.

Transferir a un vaso y refrigerar 15 minutos antes de servir.

Información nutricional por porción: Kcal: 162, Proteínas: 8.7g, Carbohidratos: 51.8g, Grasas: 1.4g

8.   Jugo de Col Rizada y Brócoli

Ingredientes:

1 taza de col rizada, en trozos

2 tazas de brócoli, en trozos

1 manzana verde pequeña, sin centro

1 varas de espárragos medianas, recortadas

1 limón entero, sin piel

1 taza de perejil fresco, en trozos

Preparación:

Lavar la col rizada bajo agua fría. Colar y romper con las manos. Dejar a un lado.

Recortar las hojas externas el brócoli. Lavar y trozar. Dejar a un lado.

Lavar la manzana y cortarla por la mitad: Remover el centro y trozar. Dejar a un lado.

Lavar los espárragos y recortar las puntas. Trozar y dejar a un lado.

Pelar el limón y cortarlo por la mitad. Dejar a un lado.

Lavar el perejil bajo agua fría y romper con las manos. Dejar a un lado.

Combinar la col rizada, brócoli, manzana, espárragos, limón y perejil en una juguera. Pulsar.

Transferir a un vaso y refrigerar 15 minutos antes de servir.

Información nutricional por porción: Kcal: 154, Proteínas: 11.1g, Carbohidratos: 45.3g, Grasas: 2.1g

9.   Jugo de Calabacín y Chirivías

Ingredientes:

1 taza de pepino, en rodajas

1 calabacín pequeño, en trozos

1 taza de chirivías, en rodajas

1 zanahoria mediana, en rodajas

¼ cucharadita de jengibre, molido

Preparación:

Lavar el pepino y cortarlo en rodajas. Rellenar un vaso medidor y reservar el resto.

Pelar el calabacín y trozarlo. Dejar a un lado.

Lavar y pelar las chirivías. Cortar en rodajas finas y llenar un vaso medidor. Reservar el resto. Dejar a un lado.

Lavar y pelar la zanahoria. Cortar en rodajas finas y dejar a un lado.

Combinar el pepino, calabacín, chirivías y zanahoria en una juguera, y pulsar.

Transferir a un vaso y añadir el jengibre. Refrigerar 10 minutos antes de servir.

Información nutricional por porción: Kcal: 161, Proteínas: 7g, Carbohidratos: 48.1g, Grasas: 1.8g

10.   Jugo de Zanahoria y Manzana

Ingredientes:

2 zanahorias grandes, en rodajas

2 manzanas verdes pequeñas, sin centro

1 calabacín pequeño, en trozos

1 lima grande, sin piel

¼ cucharadita de jengibre, molido

Preparación:

Lavar y pelar las zanahorias. Cortar en rodajas finas y dejar a un lado.

Lavar la manzana y cortarla por la mitad: Remover el centro y trozar. Dejar a un lado.

Pelar el calabacín y cortarlo en rodajas finas. Dejar a un lado.

Pelar la lima y cortarla por la mitad. Dejar a un lado.

Combinar las zanahorias, manzanas, calabacín y lima en una juguera. Pulsar. Transferir a un vaso y añadir el jengibre.

Información nutricional por porción: Kcal: 161, Proteínas: 7g, Carbohidratos: 48.1g, Grasas: 1.8g

11.   Jugo de Frambuesas y Albahaca

Ingredientes:

2 zanahorias medianas, en rodajas

2 tazas de frambuesas

1 taza de albahaca fresca, en trozos

1 limón entero, sin piel

1 manzana Granny Smith pequeña, sin centro

Preparación:

Lavar y pelar las zanahorias. Cortar en rodajas finas y dejar a un lado.

Usando un colador, lavar las frambuesas bajo agua fría. Colar y dejar a un lado.

Lavar la albahaca y romper con las manos. Dejar a un lado.

Pelar el limón y cortarlo por la mitad. Dejar a un lado.

Lavar la manzana y cortarla por la mitad: Remover el centro y trozar. Dejar a un lado.

Combinar las zanahorias, frambuesas, albahaca, limón y manzana en una juguera, y pulsar.

Transferir a un vaso y añadir algunos cubos de hielo.

Servir inmediatamente.

Información nutricional por porción: Kcal: 223, Proteínas: 7.3g, Carbohidratos: 79.5g, Grasas: 2.8g

12.   Jugo de Frambuesas y Zanahoria

Ingredientes:

1 taza de frambuesas

1 taza de moras

1 taza de arándanos

2 zanahorias grandes, sin piel y en trozos

1 naranja grande, en gajos

1 cucharadita de romero fresco, picado

Preparación:

Lavar las frambuesas bajo agua fría. Colar y dejar a un lado.

Combinar las moras y arándanos en un colador. Lavar bajo agua fría y colar. Dejar a un lado.

Lavar las zanahorias y pelarlas. Trozar y dejar a un lado.

Pelar la naranja y dividirla en gajos. Dejar a un lado.

Combinar las frambuesas, arándanos, moras, zanahorias, naranja y romero en una juguera, y pulsar. Transferir a un vaso.

Refrigerar 10 minutos antes de servir.

Información nutricional por porción: Kcal: 246, Proteínas: 7.6g, Carbohidratos: 85.4g, Grasas: 2.5g

13. Jugo de Verdes de Ensalada y Pepino

Ingredientes:

2 tazas de pepino, en rodajas

2 tazas de verdes de ensalada, en trozos

1 taza de perejil fresco, en trozos

3 zanahorias medianas, en rodajas

1 cucharadita de romero fresco, picado

Preparación:

Lavar el pepino y cortarlo en rodajas finas. Rellenar un vaso medidor y reservar el resto. Dejar a un lado.

Lavar los verdes de ensalada bajo agua fría. Poner en un tazón y añadir 2 tazas de agua hirviendo. Dejar reposar 10 minutos. Colar y dejar a un lado.

Lavar el perejil bajo agua fría y trozar.

Lavar y pelar la zanahoria. Cortar en rodajas finas y dejar a un lado.

Combinar el pepino, verdes de ensalada, perejil, zanahorias y romero en una juguera, y pulsar.

Transferir a un vaso y refrigerar 10 minutos antes de servir.

Información nutricional por porción: Kcal: 94, Proteínas: 6.3g, Carbohidratos: 29g, Grasas: 1.4g

14.   Jugo de Palta y Verdes de Ensalada

Ingredientes:

1 taza de palta, en cubos

2 tazas de verdes de ensalada, en trozos

1 manzana Granny Smith pequeña, sin centro

1 taza de berro, en trozos

1 cucharadita de romero fresco, picado

Preparación:

Pelar la palta y cortarla por la mitad. Remover el carozo y cortarla en cubos. Llenar un vaso medidor y reservar el resto en la nevera. Dejar a un lado.

Lavar los verdes de ensalada bajo agua fría. Poner en un tazón y añadir 2 tazas de agua hirviendo. Dejar reposar 10 minutos. Colar y dejar a un lado.

Lavar la manzana y cortarla por la mitad: Remover el centro y trozar. Dejar a un lado.

Lavar y trozar el berro. Dejar a un lado.

Combinar la palta, verdes de ensalada, manzanas, berro y romero en una juguera.

Procesar y transferir a un vaso. Refrigerar 10 minutos antes de servir.

Información nutricional por porción: Kcal: 389, Proteínas: 8.1g, Carbohidratos: 43.5g, Grasas: 34.4g

15.   Jugo de Bayas Mixtas

Ingredientes:

1 taza de arándanos agrios

1 taza de moras

1 taza de arándanos

1 lima grande, sin piel

1 pepino grande, en trozos

1 taza de chirivías, en rodajas

Preparación:

Combinar los arándanos agrios, moras y arándanos en un colador. Lavar bajo agua fría y colar. Dejar a un lado.

Pelar la lima y cortarla por la mitad. Dejar a un lado.

Lavar el pepino y trozarlo. Dejar a un lado.

Lavar y pelar las chirivías. Cortar en rodajas finas y llenar un vaso medidor. Reservar el resto. Dejar a un lado.

Combinar los arándanos agrios, moras, arándanos, pepino, lima y chirivías en una juguera, y pulsar. Transferir a un vaso y añadir el agua.

Agregar hielo o refrigerar 15 minutos antes de servir.

Información nutricional por porción: Kcal: 243, Proteínas: 7g, Carbohidratos: 82.3g, Grasas: 2g

16.   Jugo de Manzana y Arándanos Agrios

Ingredientes:

1 manzana Granny Smith pequeña, en trozos

1 taza de arándanos agrios

1 taza de berro, en trozos

½ taza de espinaca fresca, en trozos

1 nudo de jengibre pequeño, sin piel

Preparación:

Lavar la manzana y remover el centro. Trozar y dejar a un lado.

Poner los arándanos agrios en un colador y lavar. Colar y dejar a un lado.

Lavar el berro y espinaca bajo agua fría. Colar y romper con las manos. Dejar a un lado.

Pelar el jengibre y dejar a un lado.

Combinar la manzana, arándanos agrios, berro, espinaca y jengibre en una juguera, y pulsar. Transferir a un vaso y añadir agua.

Refrigerar 15 minutos antes de servir.

Información nutricional por porción: Kcal: 249, Proteínas: 3.8g, Carbohidratos: 86.1g, Grasas: 0.9g

17.   Jugo de Hinojo y Verdes de Ensalada

Ingredientes:

1 taza de hinojo, en trozos

1 taza de verdes de ensalada, en trozos

1 manzana verde grande, sin centro

Un puñado de espinaca

1 cucharadita de aceite de oliva

Preparación:

Lavar el bulbo de hinojo y recortar las capas marchitas. Trozar y rellenar un vaso medidor. Reservar el resto en la nevera.

Combinar los verdes de ensalada y espinaca en un colador grande. Lavar bajo agua fría y colar. Romper con las manos y dejar a un lado.

Lavar la manzana y cortarla por la mitad: Remover el centro y trozar. Dejar a un lado.

Combinar el hinojo, verdes de ensalada, espinaca y manzana en una juguera. Pulsar.

Transferir a un vaso y añadir 1 cucharadita de aceite de oliva. Refrigerar 15 minutos antes de servir.

Información nutricional por porción: Kcal: 122, Proteínas: 3.9g, Carbohidratos: 37.4g, Grasas: 0.9g

18.   Jugo de Palta y Col Rizada

Ingredientes:

1 taza de espinaca fresca, en trozos

1 taza de col rizada fresca, en trozos

1 taza de perejil fresco, en trozos

1 taza de pepino, en rodajas

1 taza de palta, en trozos

¼ cucharadita de cúrcuma, molida

Preparación:

Combinar la espinaca, col rizada y perejil en un colador. Lavar bajo agua fría y colar. Romper con las manos y dejar a un lado.

Lavar el pepino y cortarlo en rodajas finas. Dejar a un lado.

Pelar la palta y cortarla por la mitad. Remover el carozo y trozar. Llenar un vaso medidor y reservar el resto.

Combinar la espinaca, col rizada, perejil, pepino y palta en una juguera, y pulsar. Transferir a un vaso y añadir la cúrcuma.

Refrigerar 10 minutos antes de servir.

Información nutricional por porción: Kcal: 285, Proteínas: 17.3g, Carbohidratos: 34.8g, Grasas: 24.4g

19.   Jugo de Pomelo y Zanahorias

Ingredientes:

1 taza de frambuesas

2 naranjas grandes, en gajos

2 zanahorias grandes, sin piel y en trozos

1 pomelo entero, en gajos

1 nudo de jengibre pequeño

Preparación:

Lavar las frambuesas bajo agua fría y colar. Dejar a un lado.

Pelar la naranja y dividirla en gajos. Cortar cada gajo por la mitad y dejar a un lado.

Lavar las zanahorias y pelarlas. Trozar y dejar a un lado.

Pelar el pomelo y dividir en gajos. Cortar cada gajo por la mitad y dejar a un lado.

Combinar las frambuesas, naranjas, zanahorias, pomelo y jengibre en una juguera, y pulsar. Transferir a un vaso y añadir el agua de coco.

Información nutricional por porción: Kcal: 304, Proteínas: 8.2g, Carbohidratos: 99g, Grasas: 1.9g

20.   Jugo de Naranja y Apio

Ingredientes:

2 naranjas pequeñas, en gajos

2 tallos de apio medianos

1 manzana pequeña, sin centro

1 taza de frambuesas

1 nudo de jengibre pequeño

Preparación:

Pelar la naranja y dividirla en gajos. Dejar a un lado.

Lavar y trozar el apio. Dejar a un lado.

Lavar la manzana y cortarla por la mitad: Remover el centro y trozar. Dejar a un lado.

Lavar las frambuesas bajo agua fría. Colar y dejar a un lado.

Combinar la naranja, apio, manzana, frambuesas y jengibre en una juguera, y pulsar. Transferir a un vaso y añadir hielo picado.

Servir inmediatamente.

Información nutricional por porción: Kcal: 185, Proteínas: 4.5g, Carbohidratos: 60.3g, Grasas: 1.4g

21.   Jugo de Lechuga Romana y Espinaca

Ingredientes:

1 taza de cilantro fresco, en trozos

1 taza de espinaca fresca, en trozos

1 taza de Lechuga romana, rallada

1 pepino entero, en rodajas

1 cucharadita de aceite de oliva

Preparación:

Combinar el cilantro, espinaca y lechuga en un colador grande. Lavar bajo agua fría y colar. Trozar y dejar a un lado.

Lavar el pepino y cortarlo en rodajas finas. Dejar a un lado.

Combinar el cilantro, espinaca, lechuga y pepino en una juguera, y pulsar.

Transferir a un vaso y añadir una cucharadita de aceite de oliva antes de servir.

Servir inmediatamente.

Información nutricional por porción: Kcal: 85, Proteínas: 10.3g, Carbohidratos: 23.9g, Grasas: 1.8g

22. Jugo de Zanahoria y Pepino

Ingredientes:

4 zanahorias medianas, en rodajas

1 lima entera, sin piel

2 tazas de pepino, en rodajas

1 calabacín pequeño, en trozos

1 naranja mediana, en gajos

1 cucharada de miel

Preparación:

Lavar y pelar las zanahorias. Cortar en rodajas finas y dejar a un lado.

Pelar la lima y cortarla por la mitad. Dejar a un lado.

Lavar el pepino y cortarlo en rodajas finas. Llenar un vaso medidor y reservar el resto.

Pelar el calabacín y cortarlo por la mitad. Remover las semillas y lavar. Trozar y dejar a un lado.

Pelar la naranja y dividirla en gajos. Cortar cada gajo por la mitad y dejar a un lado.

Combinar las zanahorias, lima, pepino, calabacín y naranja en una juguera, y pulsar.

Transferir a un vaso y añadir la miel.

Agregar hielo antes de servir.

Información nutricional por porción: Kcal: 161, Proteínas: 5.8g, Carbohidratos: 49.9g, Grasas: 1.2g

23.   Jugo de Frambuesas y Naranja

Ingredientes:

4 zanahorias grandes, sin piel y en trozos

2 tazas de frambuesas

2 naranjas grandes, en gajos

¼ cucharadita de jengibre, molido

Preparación:

Lavar las zanahorias y pelarlas. Trozar y dejar a un lado.

Lavar las frambuesas bajo agua fría y colar. Dejar a un lado.

Pelar las naranjas y dividirlas en gajos. Dejar a un lado.

Combinar las zanahorias, frambuesas y naranjas en una juguera, y pulsar. Transferir a un vaso y añadir el jengibre.

Refrigerar 15 minutos antes de servir.

Información nutricional por porción: Kcal: 274, Proteínas: 8.7g, Carbohidratos: 96.3g, Grasas: 2.6g

24.   Jugo de Coliflor y Albahaca

Ingredientes:

2 tazas de coliflor, en trozos

1 taza de albahaca fresca, en trozos

1 taza de verdes de remolacha, en trozos

1 taza de brócoli, en trozos

1 limón grande, sin piel

2 naranjas grandes, en gajos

1 manzana roja mediana, sin centro

Preparación:

Recortar las hojas externas de la coliflor. Lavar bajo agua fría y trozar. Llenar un vaso medidor y reservar el resto en la nevera.

Combinar la albahaca y verdes de remolacha en un colador grande. Lavar bajo agua fría y colar. Romper con las manos y dejar a un lado.

Lavar el brócoli y trozarlo. Dejar a un lado.

Pelar el limón y cortarlo por la mitad. Dejar a un lado.

Pelar las naranjas y dividirlas en gajos. Dejar a un lado.

Lavar la manzana y cortarla por la mitad. Remover el centro y trozar. Dejar a un lado.

Combinar la coliflor, albahaca, brócoli, verdes de remolacha, limón, naranjas y manzana en una juguera. Pulsar y transferir a un vaso.

Agregar algunos cubos de hielo y servir inmediatamente.

Información nutricional por porción: Kcal: 290, Proteínas: 13.1g, Carbohidratos: 90.3g, Grasas: 2g

## 25.	Jugo de Manzana y Brotes de Bruselas

Ingredientes:

1 manzana mediana, sin centro

1 taza de Brotes de Bruselas

1 zanahoria mediana, en trozos

1 limón entero, sin piel

2 naranjas grandes, en gajos

2 onzas de agua

Preparación:

Lavar la manzana y cortarla por la mitad. Remover el centro y trozar. Dejar a un lado.

Lavar los brotes de Bruselas y recortar las hojas marchitas. Cortar por la mitad y dejar a un lado.

Lavar y pelar la zanahoria. Trozar y dejar a un lado.

Pelar el limón y cortarlo por la mitad. Dejar a un lado.

Pelar la naranja y dividirla en gajos. Cortar cada gajo por la mitad y dejar a un lado.

Combinar la manzana, brotes de Bruselas, zanahoria, limón y naranjas en una juguera. Pulsar. Transferir a un vaso.

Agregar hielo o refrigerar 10 minutos antes de servir.

Información nutricional por porción: Kcal: 367, Proteínas: 11.6g, Carbohidratos: 113.8g, Grasas: 2g

26.   Jugo de Calabacín y Brócoli

Ingredientes:

1 calabacín pequeño, en trozos

1 taza de brócoli, en trozos

1 taza de Brotes de Bruselas

1 taza de pepino, en rodajas

1 rodaja de jengibre pequeña, sin piel

1 cucharadita de aceite de oliva

Preparación:

Lavar el brócoli y recortar las capas externas. Trozar y dejar a un lado.

Pelar el calabacín y trozarlo. Dejar a un lado.

Lavar los brotes de Bruselas y recortar las hojas marchitas. Cortarlos por la mitad y dejar a un lado.

Lavar el pepino y cortarlo en rodajas finas. Rellenar un vaso medidor y reservar el resto. Dejar a un lado.

Combinar el calabacín, brócoli, brotes de Bruselas, pepino y jengibre en una juguera, y pulsar.

Transferir a un vaso y añadir una cucharadita de aceite de oliva antes de servir.

Servir inmediatamente.

Información nutricional por porción: Kcal: 160, Proteínas: 15.3g, Carbohidratos: 41.5g, Grasas: 1.6g

27.   Jugo de Palta y Espárragos

Ingredientes:

1 taza de espárragos frescos, recortados

1 taza de palta, en cubos

1 manzana Dorada Deliciosa pequeña, sin centro

1 lima entera, sin piel

1 taza de Acelga, en trozos

1 nudo de jengibre pequeño, sin piel

Preparación:

Lavar los espárragos y recortar las puntas. Trozar y dejar a un lado.

Pelar la palta y cortarla por la mitad. Remover el carozo y trozar. Dejar a un lado.

Lavar la manzana y remover el centro. Trozar y dejar a un lado.

Pelar la lima y cortarla por la mitad. Dejar a un lado.

Lavar la acelga bajo agua fría y colar. Trozar y dejar a un lado.

Pelar el nudo de jengibre y trozarlo. Dejar a un lado.

Procesar los espárragos, palta, manzana, lima, acelga y jengibre en una juguera. Transferir a un vaso y refrigerar 15 minutos antes de servir.

Información nutricional por porción: Kcal: 313, Proteínas: 7.2g, Carbohidratos: 46.4g, Grasas: 22.5g

28.   Jugo de Palta y Acelga

Ingredientes:

1 taza de palta, en rodajas

1 taza de Acelga, en trozos

2 zanahorias medianas

1 lima entera, sin piel

1 taza de hinojo, en trozos

1 cucharadita de aceite de oliva

Preparación:

Lavar la acelga bajo agua fría y colar. Trozar y dejar a un lado.

Pelar la palta y cortarla por la mitad. Remover el carozo y cortar en rodajas finas. Rellenar un vaso medidor y reservar el resto.

Lavar y pelar las zanahorias. Trozar y dejar a un lado.

Pelar la lima y cortarla por la mitad. Dejar a un lado.

Lavar el bulbo de hinojo y recortar las capas marchitas. Trozar y llenar un vaso medidor. Reservar el resto.

Lavar y pelar las zanahorias. Trozar y dejar a un lado.

Combinar la palta, acelga, zanahorias, lima e hinojo en una juguera, y pulsar. Transferir a un vaso y añadir 1 cucharadita de aceite de oliva antes de servir.

Refrigerar 15 minutos antes de servir.

Información nutricional por porción: Kcal: 267, Proteínas: 6g, Carbohidratos: 35.8g, Grasas: 22.5g

29.   Jugo de Palta y Calabacín

Ingredientes:

1 taza de palta, en trozos

1 calabacín pequeño, en trozos

1 lima entera, sin piel

1 naranja grande, sin piel

1 cucharadita de menta fresca, picada

Preparación:

Pelar la palta y cortarla por la mitad. Remover el carozo y trozar. Dejar a un lado.

Pelar el calabacín y cortarlo por la mitad. Remover las semillas y lavar. Trozar y dejar a un lado.

Pelar la lima y cortarla por la mitad. Dejar a un lado.

Pelar la naranja y dividirla en gajos. Cortar cada gajo por la mitad y dejar a un lado.

Combinar la palta, calabacín, naranja, lima y menta en una juguera, y pulsar. Transferir a un vaso y añadir el agua de coco. Agregar hielo picado y servir inmediatamente.

Información nutricional por porción: Kcal: 309, Proteínas: 5.8g, Carbohidratos: 44.5g, Grasas: 22.4g

30.   Jugo de Palta e Hinojo

Ingredientes:

1 taza de palta, en trozos

1 taza de hinojo, en trozos

1 manzana Granny Smith pequeña, en trozos

1 taza de pepino, en rodajas

¼ cucharadita de jengibre, molido

Preparación:

Pelar la palta y cortarla por la mitad. Remover el carozo y trozar. Llenar un vaso medidor y reservar el resto.

Lavar el bulbo de hinojo y recortar las capas marchitas. Trozar y rellenar un vaso medidor. Reservar el resto en la nevera.

Lavar la manzana y remover el centro. Trozar y dejar a un lado.

Lavar el pepino y cortarlo en rodajas finas. Llenar un vaso medidor y reservar el resto en la nevera. Dejar a un lado.

Combinar la palta, hinojo, manzana y pepino en una juguera, y pulsar. Transferir a un vaso y añadir el jengibre.

Agregar hielo antes de servir.

Información nutricional por porción: Kcal: 286, Proteínas: 5g, Carbohidratos: 40.3g, Grasas: 21.9g

31.   Jugo de Verdes de Mostaza y Acelga

Ingredientes:

2 tazas de verdes de mostaza, en trozos

2 tazas de espinaca fresca, en trozos

2 zanahorias grandes, en rodajas

2 tazas de Acelga, en trozos

1 cucharadita de romero fresco, picado

Preparación:

Lavar los verdes de mostaza y espinaca bajo agua fría. Colar y trozar. Dejar a un lado.

Lavar la espinaca y colar. Romper con las manos y dejar a un lado.

Lavar y pelar la zanahoria. Cortar en rodajas finas y dejar a un lado.

Lavar la acelga bajo agua fría y colar. Trozar y dejar a un lado.

Combinar los verdes de mostaza, espinaca, zanahoria, acelga y romero en una juguera, y pulsar.

Refrigerar 15 minutos antes de servir.

Información nutricional por porción: Kcal: 78, Proteínas: 7.5g, Carbohidratos: 23.9g, Grasas: 1.2g

32.   Jugo de Pimiento y Apio

Ingredientes:

1 taza de col rizada fresca, en trozos

1 tallo de apio mediano, en trozos

1 taza de guisantes verdes

1 taza de espinaca fresca, en trozos

¼ cucharadita de sal

Preparación:

Combinar la col rizada y espinaca en un colador. Lavar bajo agua fría y colar. Romper con las manos y dejar a un lado.

Lavar el tallo de apio y trozar. Dejar a un lado.

Lavar los guisantes en un colador. Poner en un tazón y remojar en agua por 30 minutos.

Combinar la col rizada, apio, guisantes y espinaca en una juguera, y pulsar. Transferir a un vaso y añadir la sal.

Servir inmediatamente.

Información nutricional por porción: Kcal: 166, Proteínas: 21g, Carbohidratos: 41.5g, Grasas: 2.6g

33.   Jugo de Espinaca y Frijoles Verdes

Ingredientes:

1 taza de espinaca fresca, en trozos

1 taza de frijoles verdes, en trozos

1 manzana Granny Smith mediana, sin centro

1 tallo de apio mediano, en trozos

1 cucharadita de aceite de oliva

Preparación:

Lavar la espinaca bajo agua fría. Trozar y llenar un vaso medidor. Reservar el resto.

Lavar los frijoles verdes y trozar. Llenar un vaso medidor y reservar el resto.

Lavar la manzana y cortar por la mitad. Remover el centro y trozar. Dejar a un lado.

Lavar y trozar el apio. Dejar a un lado.

Combinar la espinaca, frijoles verdes, manzana y apio en una juguera, y pulsar. Transferir a un vaso y añadir una cucharadita de aceite de oliva antes de servir.

Agregar hielo antes de servir.

Información nutricional por porción: Kcal: 140, Proteínas: 8.5g, Carbohidratos: 37.3g, Grasas: 1.4g

34.   Jugo de Pomelo y Arándanos

Ingredientes:

1 pomelo entero, en gajos

1 taza de arándanos

1 manzana Dorada Deliciosa pequeña, sin centro

¼ cucharadita de canela, molida

Preparación:

Pelar el pomelo y dividir en gajos. Cortar cada gajo por la mitad y dejar a un lado.

Lavar los arándanos. Colar y dejar a un lado.

Lavar la manzana y cortarla por la mitad: Remover el centro y trozar. Dejar a un lado.

Combinar el pomelo, arándanos y manzana en una juguera, y pulsar. Transferir a un vaso y añadir la canela.

Agregar hielo antes de servir.

Información nutricional por porción: Kcal: 191, Proteínas: 2.1g, Carbohidratos: 54.7g, Grasas: 1g

35.   Jugo de Palta y Arándanos Agrios

Ingredientes:

1 taza de palta, en cubos

1 limón entero, sin piel

1 taza de arándanos agrios

1 taza de pepino, en rodajas

1 calabacín pequeño, en trozos

1 taza de perejil, en trozos

Preparación:

Pelar la palta y cortarla en cubos. Llenar un vaso medidor y reservar el resto en la nevera. Dejar a un lado.

Pelar el limón y cortarlo por la mitad. Dejar a un lado.

Lavar los arándanos agrios y dejar a un lado.

Lavar el pepino y cortarlo en rodajas. Rellenar un vaso medidor y reservar el resto.

Pelar el calabacín y trozarlo. Dejar a un lado.

Lavar el perejil y romper con las manos. Llenar un vaso medidor y reservar el resto.

Combinar la palta, arándanos agrios, pepino, perejil y calabacín en una juguera, y pulsar. Transferir a un vaso y añadir hielo antes de servir.

Información nutricional por porción: Kcal: 343, Proteínas: 8.6g, Carbohidratos: 44.1g, Grasas: 30.6g

36.   Jugo de Mora y Pomelo

Ingredientes:

1 taza de moras

1 pomelo entero, en gajos

1 naranja sangre mediana, sin piel

1 limón entero, sin piel

2 zanahorias medianas, en rodajas

1 onza de agua

Preparación:

Lavar las moras bajo agua fría y colar. Dejar a un lado.

Pelar el pomelo y dividir en gajos. Cortar cada gajo por la mitad y dejar a un lado.

Pelar la naranja y dividirla en gajos. Cortar cada gajo por la mitad y dejar a un lado.

Pelar el limón y cortarlo por la mitad. Dejar a un lado.

Lavar y pelar las zanahorias. Cortar en rodajas finas y dejar a un lado.

Combinar las moras, pomelo, naranja, limón y zanahoria en una juguera. Pulsar y transferir a un vaso.

Agregar hielo o refrigerar antes de servir.

Información nutricional por porción: Kcal: 216, Proteínas: 6.9g, Carbohidratos: 72.5g, Grasas: 1.6g

37.   Jugo de Manzana Granny Smith y Apio

Ingredientes:

1 taza de apio, en trozos

2 manzanas Granny Smith pequeñas, sin centro

1 taza de col rizada fresca, en trozos

1 lima entera, sin piel

1 taza de brócoli, en trozos

Preparación:

Lavar el apio y trozarlo. Llenar un vaso medidor y dejar a un lado.

Lavar la manzana y cortarla por la mitad: Remover el centro y trozar. Dejar a un lado.

Lavar la col rizada bajo agua fría. Trozar y dejar a un lado.

Pelar y trozar la lima. Dejar a un lado.

Lavar el brócoli y trozarlo. Llenar un vaso medidor y reservar el resto en la nevera. Dejar a un lado.

Combinar el apio, manzana, col rizada, lima y brócoli en una juguera, y pulsar. Transferir a un vaso y agregar hielo antes de servir.

Información nutricional por porción: Kcal: 200, Proteínas: 7.58g, Carbohidratos: 57.8g, Grasas: 1.7g

38.   Jugo de Brócoli e Hinojo

Ingredientes:

1 taza de brócoli, en trozos

1 taza de hinojo, en trozos

1 taza de Brotes de Bruselas, por la mitad

1 taza de berro, en trozos

1 taza de pepino, en rodajas

Preparación:

Lavar el brócoli y trozarlo. Llenar un vaso medidor y reservar el resto en la nevera. Dejar a un lado.

Lavar el hinojo y recortar las hojas externas. Trozar y llenar un vaso medidor. Reservar el resto.

Lavar los brotes de Bruselas y recortar las hojas externas. Cortar por la mitad y dejar a un lado.

Lavar el berro bajo agua fría. Colar y romper con las manos. Dejar a un lado.

Lavar el pepino y cortarlo en rodajas finas. Llenar el vaso medidor y reservar el resto.

Combinar el brócoli, hinojo, brotes de Bruselas, berro y pepino en una juguera, y pulsar. Transferir a un vaso y refrigerar 10 minutos antes de servir.

Información nutricional por porción: Kcal: 72, Proteínas: 7.7g, Carbohidratos: 22.6g, Grasas: 0.8g

39.   Jugo de Verdes de Remolacha y Zanahoria

Ingredientes:

1 taza de verdes de remolacha, en trozos

2 zanahorias grandes, en rodajas

1 pomelo entero, en gajos

1 manzana verde mediana, sin centro

1 naranja mediana, sin piel

¼ cucharadita de jengibre, molido

Preparación:

Lavar los verdes de remolacha bajo agua fría. Colar y romper con las manos. Dejar a un lado.

Lavar la zanahoria y cortar en rodajas gruesas. Dejar a un lado.

Pelar el pomelo y dividir en gajos. Cortar cada gajo por la mitad y dejar a un lado.

Pelar la naranja y dividirla en gajos. Cortar cada gajo por la mitad y dejar a un lado.

Lavar la manzana y cortarla por la mitad. Remover el centro y trozar. Dejar a un lado.

Combinar los verdes de remolacha, zanahoria, pomelo, manzana y naranja en una juguera, y pulsar.

Transferir a un vaso y añadir el jengibre.

Servir frío.

Información nutricional por porción: Kcal: 293, Proteínas: 7g, Carbohidratos: 90.5g, Grasas: 1.4g

40. Jugo de Pepino y Verdes de Ensalada

Ingredientes:

1 taza de pepino, en rodajas

2 tazas de verdes de ensalada, en trozos

1 lima entera, sin piel

1 taza de Acelga, en trozos

1 tallo de apio grande, en trozos

1 taza de perejil fresco, en trozos

1 onza de agua

Preparación:

Combinar los verdes de ensalada y acelga en un colador grande. Lavar bajo agua fría y colar. Trozar y dejar a un lado.

Lavar el pepino y cortarlo en rodajas finas. Llenar un vaso medidor y reservar el resto en la nevera.

Pelar la lima y cortarla por la mitad. Dejar a un lado.

Lavar el apio y trozarlo. Dejar a un lado.

Lavar el perejil bajo agua fría y romper con las manos. Dejar a un lado.

Combinar los verdes de ensalada, pepino, lima, acelga y apio en una juguera, y pulsar. Transferir a un vaso y añadir el agua y sal. Refrigerar 10 minutos antes de servir.

Información nutricional por porción: Kcal: 40, Proteínas: 3.8g, Carbohidratos: 12.7g, Grasas: 0.7g

41.   Jugo de Albahaca y Palta

Ingredientes:

1 taza de albahaca fresca, en trozos

1 taza de palta, en cubos

1 taza de perejil fresco, en trozos

1 taza de espinaca fresca, en trozos

1 taza de verdes de mostaza, en trozos

¼ cucharadita de sal

Preparación:

Combinar la albahaca, perejil y verdes de mostaza en un colador. Lavar bajo agua fría y colar. Romper con las manos y dejar a un lado.

Lavar las hojas de espinaca y trozarla. Llenar un vaso medidor y reservar el resto. Dejar a un lado.

Pelar la palta y cortarla por la mitad. Remover el carozo y cortarla en cubos. Llenar un vaso medidor y reservar el resto en la nevera. Dejar a un lado.

Combinar la albahaca, perejil, verdes de mostaza, espinaca y palta en una juguera, y pulsar. Transferir a un vaso y añadir el jugo de tomate y sal.

Servir frío.

Información nutricional por porción: Kcal: 64, Proteínas: 10.9g, Carbohidratos: 17.9g, Grasas: 1.8g

42.   Jugo de Arándanos y Pomelo

Ingredientes:

2 tazas de arándanos

1 nudo de jengibre pequeño, sin piel y en trozos

1 naranja sangre mediana, sin piel

1 pomelo entero, en gajos

Preparación:

Poner los arándanos en un colador. Lavar bajo agua fría y colar. Llenar un vaso medidor y reservar el resto en la nevera.

Pelar y trozar el jengibre. Dejar a un lado.

Pelar la naranja y dividirla en gajos. Cortar cada gajo por la mitad y dejar a un lado.

Pelar el pomelo y dividir en gajos. Cortar cada gajo por la mitad y dejar a un lado.

Combinar los arándanos, jengibre, naranja y pomelo en una juguera, y pulsar.

Transferir a un vaso y añadir algunos cubos de hielo antes de servir.

Información nutricional por porción: Kcal: 282, Proteínas: 5.4g, Carbohidratos: 85.5g, Grasas: 1.5g

43.   Jugo de Lechuga Romana y Pomelo

Ingredientes:

1 pomelo entero, en gajos

1 taza de Lechuga romana, rallada

2 zanahorias medianas, en rodajas

1 taza de menta fresca, en trozos

1 lima entera, sin piel

Preparación:

Pelar el pomelo y dividir en gajos. Cortar cada gajo por la mitad y dejar a un lado.

Lavar la lechuga bajo agua fría. Rallarla y llenar un vaso medidor. Reservar el resto.

Lavar y pelar las zanahorias. Cortar en rodajas finas y dejar a un lado.

Lavar la menta y ponerla en un tazón mediano. Añadir una taza de agua caliente y dejar reposar 10 minutos. Colar y dejar a un lado.

Pelar la lima y cortarla por la mitad. Dejar a un lado.

Combinar el pomelo, lechuga, zanahorias, menta y lima en una juguera, y pulsar. Transferir a un vaso y añadir hielo picado antes de servir.

Información nutricional por porción: Kcal: 147, Proteínas: 4.7g, Carbohidratos: 46.8g, Grasas: 1.1g

44.   Jugo de Albahaca y Brócoli

Ingredientes:

2 tazas de coliflor, en trozos

1 taza de albahaca fresca, en trozos

1 taza de Acelga, en trozos

1 taza de brócoli, en trozos

1 taza de verdes de remolacha, en trozos

1 limón grande, sin piel

1 manzana verde mediana, sin centro

Preparación:

Recortar las hojas externas de la coliflor. Lavar bajo agua fría y trozar. Llenar un vaso medidor y reservar el resto en la nevera.

Combinar la albahaca y verdes de remolacha en un colador grande. Lavar bajo agua fría y colar. Romper con las manos y dejar a un lado.

Lavar la acelga bajo agua fría y colar. Trozar y dejar a un lado.

Lavar el brócoli y trozarlo. Dejar a un lado.

Pelar el limón y cortarlo por la mitad. Dejar a un lado.

Lavar la manzana y cortarla por la mitad. Remover el centro y trozar. Dejar a un lado.

Combinar la coliflor albahaca, brócoli, verdes de remolacha, limón, manzana y acelga en una juguera. Pulsar y transferir a un vaso.

Agregar algunos cubos de hielo y servir inmediatamente.

Información nutricional por porción: Kcal: 138, Proteínas: 7.4g, Carbohidratos: 41.4g, Grasas: 1.3g

45. Jugo de Brotes de Bruselas y Col Rizada

Ingredientes:

2 tazas de Brotes de Bruselas, por la mitad

1 manzana Granny Smith mediana, sin centro

1 taza de menta fresca, en trozos

1 taza de col rizada fresca, en trozos

1 lima entera, sin piel

1 taza de brócoli, en trozos

1 onza de agua

Preparación:

Lavar los brotes de Bruselas y recortar las hojas externas. Cortarlos por la mitad y llenar un vaso medidor. Reservar el resto.

Lavar la manzana y cortarla por la mitad: Remover el centro y trozar. Dejar a un lado.

Combinar la menta y col rizada en un colador grande y lava bajo agua fría. Colar y romper con las manos. Dejar a un lado.

Pelar la lima y cortarla por la mitad. Dejar a un lado.

Lavar el brócoli y trozarlo. Dejar a un lado.

Combinar los brotes de Bruselas, manzana, menta, col rizada, lima y brócoli en una juguera, y pulsar. Transferir a un vaso y añadir el agua.

Refrigerar 10 minutos antes de servir.

Información nutricional por porción: Kcal: 171, Proteínas: 14g, Carbohidratos: 74.4, Grasas: 2.2g

46.   Jugo de Zanahorias y Chirivías

Ingredientes:

2 zanahorias medianas, en rodajas

2 tazas de chirivías, en rodajas

1 taza de pepino, en rodajas

1 taza de berro, en trozos

1 limón entero, sin piel

1 nudo de jengibre pequeño, sin piel

1 cucharada de miel

Preparación:

Lavar y pelar las chirivías y zanahorias. Cortar en rodajas y dejar a un lado.

Pelar y trozar el pepino. Llenar un vaso medidor y reservar el resto.

Lavar el berro bajo agua fría y colar. Romper con las manos y dejar a un lado.

Pelar el limón y cortarlo por la mitad. Dejar a un lado.

Pelar el nudo de jengibre y trozarlo. Dejar a un lado.

Combinar las chirivías, zanahoria, pepino, berro, limón y jengibre en una juguera, y pulsar.

Transferir a un vaso y añadir la miel.

Información nutricional por porción: Kcal: 210, Proteínas: 6.2g, Carbohidratos: 68.3g, Grasas: 1.4g

47. Jugo de Hinojo Y Verdes de Mostaza

Ingredientes:

1 taza de hinojo, en trozos

2 tazas de verdes de mostaza, en trozos

1 puerro grande, en trozos

1 taza de menta fresca, en trozos

1 manzana verde grande, sin centro

Un puñado de espinaca

1 cucharada de miel líquida

Preparación:

Lavar los verdes de mostaza y espinaca bajo agua fría. Colar y trozar. Dejar a un lado.

Lavar el bulbo de hinojo y recortar las capas marchitas. Trozar y rellenar un vaso medidor. Reservar el resto en la nevera.

Lavar y trozar el puerro. Dejar a un lado.

Lavar la manzana y cortarla por la mitad: Remover el centro y trozar. Dejar a un lado.

Combinar el hinojo, verdes de mostaza, menta, espinaca, puerro y manzana en una juguera. Pulsar.

Transferir a un vaso y refrigerar 15 minutos antes de servir.

Información nutricional por porción: Kcal: 180, Proteínas: 6.2g, Carbohidratos: 53.7g, Grasas: 1.4g

COMIDAS

1.   Salmón con Zanahorias

Ingredientes:

1 libra de filetes de salmón, sin piel ni hueso

4 zanahorias grandes, en rodajas

1 taza de espinaca, en trozos

2 cucharadas de jugo de limón

3 cucharadas de aceite de oliva

3 dientes de ajo, en trozos

½ cucharadita de sal

¼ cucharadita de pimienta negra molida

1 cucharada de vinagre balsámico

1 cucharada de romero fresco, picado

Preparación:

Precalentar el horno a 375°.

Combinar el vinagre, 2 cucharadas de aceite, jugo de limón, romero, sal y pimienta en un tazón grande. Añadir la carne y cubrir bien. Refrigerar pro 15 minutos.

Poner papel de cocina en una fuente de hornear grande. Esparcir las rodajas de zanahoria y ajo en el fondo, y cubrir con la carne. Llevar al horno por 15 minutos. Remover y servir con gajos de limón o romero a gusto.

Información nutricional por porción: Kcal: 280, Proteínas: 23.1g, Carbohidratos: 8.9g, Grasas: 17.7g

2.   Ensalada de Naranja

Ingredientes:

4 naranjas grandes, en trozos

2 tazas de Lechuga romana, en trozos

¼ taza de pasas de uva

2 manzana mediana, sin centro y en trozos

1 zanahoria mediana, en rodajas

1 taza de Yogurt griego

1 cucharada de jugo de limón

½ cucharadita de sal

¼ cucharadita de Pimienta cayena, molida

Preparación:

Combinar el yogurt, jugo de limón, sal y pimienta en un tazón. Revolver para combinar y dejar a un lado.

Combinar las naranjas, lechuga, manzana, zanahoria y pasas en un tazón de ensalada. Sacudir y rociar con la marinada. Revolver y refrigerar por 30 minutos. Rociar con menta fresca antes de servir.

Información nutricional por porción: Kcal: 147, Proteínas: 5.1g, Carbohidratos: 32.4g, Grasas: 1.0g

3.   Pasta Verde

Ingredientes:

1 libra de brócoli, en trozos

1 libra de pasta, pre cocida

½ taza de jugo de limón, recién exprimido

2 cucharadas de albahaca fresca, picada

3 dientes de ajo, picados

½ taza de almendras, en trozos

Preparación:

Cocinar la pasta usando las instrucciones del paquete. Remover del fuego, colar y dejar a un lado.

Poner las cebollas y ajo en una sartén antiadherente grande a fuego medio/alto. Freír por 3 minutos y añadir el brócoli y 1 taza de agua. Cocinar por 10 minutos. Agregar la pasta, jugo de limón y albahaca. Rociar con sal y pimienta a gusto. Añadir 1 taza más de agua y reducir el fuego. Tapar y cocinar hasta que el líquido evapore. Remover del fuego y cubrir con almendras antes de servir.

Información nutricional por porción: Kcal: 356, Proteínas: 15.1g, Carbohidratos: 58.9g, Grasas: 7.4g

4.   Budín de Almendras Rápido

Ingredientes:

3/4 taza de almendras picadas

1/4 taza de coco rayado

3/4 taza de bayas de Goji

1 taza de leche de coco

½ taza de agua

1 cucharadita de extracto de vainilla

1 cucharadita de ralladura de naranja

1 cucharada de maicena

Preparación:

Combinar la maicena, extracto de vainilla, ralladura de naranja y leche de coco en una olla profunda. Cocinar por 10-15 minutos a fuego mínimo. Remover del fuego y dejar enfriar.

Mientras tanto, poner las almendras, coco rallado, bayas de Goji y agua en una procesadora por 2 minutos. Agregar la mezcla de maicena y mezclar por 1-2 minutos más.

Verter la mezcla en tazones. Dejar reposar en la nevera por algunas horas antes de servir.

Información nutricional por porción: Kcal: 360, Proteínas: 7.1g, Carbohidratos: 13.3g, Grasas: 33.2g

5.   Alitas de Pollo con Salsa de Cúrcuma

Ingredientes:

1 libra de alitas de pollo, sin piel

1 taza de leche de almendra

1 cucharada de aceite de coco

2 cucharadas de harina de almendra

1 cucharadita de cúrcuma, molida

¼ taza de aceite de oliva

½ cucharadita de romero seco, picado

¼ cucharadita de pimienta roja molida

1 cucharada de ajo, picado

Preparación:

Precalentar el horno a 300°.

Combinar el romero, pimienta roja, ajo y aceite de oliva en un tazón grande. Poner las alitas de pollo y cubrirlas con la marinada por 30 minutos.

Mientras tanto, derretir el aceite de coco en una sartén antiadherente grande. Remover del fuego y añadir la cúrcuma y leche de almendra. Retornar al fuego y cocinar por 7-10 minutos a temperatura media/alta.

Remover las alitas de pollo de la marinada y poner en una fuente de hornear. Cocinar en el horno por 20 minutos. Remover, verter la salsa encima, y hornear por 5 minutos más. Servir con vegetales a elección.

Información nutricional por porción: Kcal: 513, Proteínas: 34.8g, Carbohidratos: 8.0g, Grasas: 38.8g

6.   Ensalada de Frijoles Blancos

Ingredientes:

4 tazas de frijoles blancos, pre-cocidos

5 cebollas medianas, en cubos

2 tazas de Lechuga romana, en trozos

2 tomates grandes, en cubos

2 cucharadas de vinagre balsámico

2 cucharadas de aceite de oliva extra virgen

2 zanahorias medianas, en trozos

¼ taza de cilantro, en trozos

2 cucharadas de jugo de limón

2 dientes de ajo, picados

1 cucharadita de comino, molido

1 cucharadita de sal marina

½ cucharadita de pimienta negra molida

¼ cucharadita de Pimienta cayena, molida

Preparación:

Combinar el jugo de limón, vinagre, aceite, cilantro, comino, ajo, sal, pimienta y pimienta cayena en un tazón. Revolver y dejar a un lado.

Poner los frijoles en una olla de agua hirviendo. Cocinar hasta que ablanden y remover del fuego. Colar y transferir a un tazón de ensalada. Añadir la lechuga, tomates y zanahorias. Rociar con marinada y sacudir para combinar. Refrigerar por 10 minutos antes de servir.

Información nutricional por porción: Kcal: 332, Proteínas: 20.1g, Carbohidratos: 57.2g, Grasas: 3.7g

7.   Filete de Ternera con Salsa de Pimiento Rojo

Ingredientes:

1 libra de filete de ternera, sin hueso

3 pimientos rojos, en trozos

3 cucharadas de aceite de oliva

4 dientes de ajo, en trozos

1 cebolla pequeña, sin piel y en trozos

1 cucharadita de romero seco, picado

½ taza de agua

Spray de cocina

Preparación:

Precalentar el horno a 350°.

Cubrir una fuente de hornear con spray de cocina. Poner la carne en ella y cocinar por 60 minutos. Remover del horno.

Precalentar el aceite en una sartén antiadherente grande a fuego medio/alto. Añadir el ajo y cebolla, y freír por 5 minutos.

Agregar los pimientos, romero y ½ taza de agua. Hervir y reducir el fuego al mínimo. Cocinar por 10-15 minutos. Transferir a un plato.

Verter la salsa de pimienta sobre los trozos de carne y servir.

Información nutricional por porción: Kcal: 264, Proteínas: 24.9g, Carbohidratos: 7.7g, Grasas: 14.9g

8.   Tajín de Batata

Ingredientes:

4 tomates pequeños, en trozos

1 cebolla mediana, en rodajas

1 calabacín mediano, en trozos

1 taza de damascos secos

2 cucharadas de aceite de oliva

½ cucharadita de sal marina

2 zanahorias pequeñas, en rodajas longitudinales

2 dientes de ajo, picados

2 cucharadas de jengibre, molido

1 cucharadita de comino, molido

1 cucharadita de canela molida

¼ cucharadita de cúrcuma, molida

½ taza de agua

2 tazas de batatas, sin piel y en trozos pequeños

2 cucharadas de jugo de limón, recién exprimido

1 taza de zanahorias enlatadas, pre cocidas y en trozos

Preparación:

Precalentar el aceite de oliva en una cacerola grande a fuego medio/alto. Añadir las cebollas y sal. Freír por 5 minutos. Agregar las zanahorias y cocinar 5 minutos más.

Añadir las especias y subir el fuego. Revolver bien y agregar los tomates, calabacín y damascos. Verter el agua y hervir. Tapar y reducir el fuego al mínimo. Cocinar por 20 minutos.

Agregar las batatas y jugo de limón. Cocinar sin tapar hasta que las batatas estén listas y el agua se haya evaporado. Servir con zanahoria cocida.

Información nutricional por porción: Kcal: 138, Proteínas: 2.5g, Carbohidratos: 23.7g, Grasas: 4.6g

9.   Batido de Naranja y Zanahoria

Ingredientes:

2 naranjas grandes, sin piel y en trozos

2 zanahorias medianas, en rodajas

1 taza de Yogurt griego

2 cucharadas de miel

1 cucharada de semillas de linaza

1 cucharadita de menta seca, picada

Preparación:

Combinar las naranjas, zanahorias, yogurt, miel y semillas de linaza en una procesadora. Pulsar hasta que esté suave y transferir a vasos. Refrigerar por 30 minutos y cubrir con menta antes de servir.

Información nutricional por porción: Kcal: 155, Proteínas: 5.3g, Carbohidratos: 32.0g, Grasas: 1.6g

10.   Champiñones Horneados en Salsa de Tomate

Ingredientes:

1 taza de champiñones, en trozos

1 tomate grande, en cubos

3 cucharadas de aceite de oliva

2 dientes de ajo

1 cucharada de albahaca fresca, picada

½ cucharadita de sal

¼ cucharadita de pimienta negra molida

Preparación:

Precalentar el horno a 300°.

Lavar y pelar el tomate. Cortarlo en trozos pequeños. Cortar el ajo y mezclarlo con el tomate y albahaca fresca.

Precalentar el aceite de oliva en una sartén antiadherente a fuego medio/bajo. Añadir el tomate y ¼ taza de agua. Cocinar por 15 minutos, revolviendo constantemente. Remover del fuego.

Lavar y secar los champiñones. Ponerlos en una fuente de hornear pequeña y esparcir la salsa de tomate encima. Condimentar con sal y pimienta a gusto.

Hornear por 10-15 minutos. Remover del horno y servir.

Información nutricional por porción: Kcal: 205, Proteínas: 2.0g, Carbohidratos: 4.9g, Grasas: 21.3g

11.   Tortilla de Queso y Vegetales

Ingredientes:

¼ taza de Queso cheddar, en trozos

1 taza de puerros, en trozos

2 tomates grandes, en trozos

1 taza de espinaca, en trozos

4 huevos grandes

1 palta pequeña, en rodajas

¼ taza de perejil fresco, en trozos

Spray de aceite vegetal

½ cucharadita de sal

¼ cucharadita de pimienta

Preparación:

Rociar aceite en una cacerola mediana y precalentar a fuego medio/alto. Añadir los puerros y cocinar por 4-5 minutos. Agregar los tomates y espinaca, y cocinar 4-5 minutos más, hasta que el líquido evapore y los vegetales ablanden.

Mientras tanto, batir los huevos y queso en un tazón mediano. Rociar con sal y verter esta mezcla en la sartén. Mezclar con los vegetales y freír por 3 minutos, revolviendo constantemente.

Remover de la sartén y servir con rodajas de palta. Rociar con perejil fresco encima.

Información nutricional por porción: Kcal: 237, Proteínas: 10.5g, Carbohidratos: 12.1g, Grasas: 17.6g

12.   Rollos de Vainilla

Ingredientes:

1 taza de harina de almendra

2 cucharadas de harina de coco

1 cucharadita de bicarbonato de sodio

2 cucharadita de extracto de vainilla

2 cucharadas de aceite de coco

2 huevos de corral

¼ taza de ciruelas pasas, en trozos pequeños

¼ taza de almendras, molidas

1 cucharadita de canela molida

Preparación:

Precalentar el horno a 325°.

Mezclar la harina de almendra, harina de coco, bicarbonato de sodio y extracto de vainilla. Añadir los huevos y aceite de coco. Batir hasta que esté suave y dejar a un lado.

En otro tazón, combinar las ciruelas, almendras y canela. Revolver bien.

Transferir la masa a una fuente de hornear. Esparcir a un rectángulo largo y rociar con la mezcla de ciruela. Cortar 7 piezas iguales y dejar reposar en la nevera por 20 minutos.

Hornear los rollos por 10 minutos, hasta que dore.

Servir caliente.

Información nutricional por porción: Kcal: 160, Proteínas: 4.3g, Carbohidratos: 19.0g, Grasas: 7.5g

13. Trigo Sarraceno con Arándanos Agrios

Ingredientes:

1 taza de arándanos agrios frescos

1 tazas de granos de trigo sarraceno

1 manzana mediana, sin piel y en rodajas

1 taza de Yogurt griego

3 claras de huevo

½ taza de jarabe de arce

Preparación:

Precalentar el horno a 350°.

Esparcir los granos de trigo sarraceno en una fuente de hornear y tostar por 5-6 minutos.

Hervir los arándanos agrios a temperatura alta. Agregar los granos tostados, claras de huevo, rodajas de manzana, y revolver bien. Cocinar por otros 7 minutos, o hasta que los granos de trigo estén cocidos. Añadir el jarabe de arce, remover del fuego y dejar reposar por 10 minutos.

Cubrir con yogurt y servir.

Información nutricional por porción: Kcal: 375, Proteínas: 12.7g, Carbohidratos: 78.8g, Grasas: 2.3g

14. Chuletas de Cordero con Frijoles Verdes

Ingredientes:

2 libras de chuletas de cordero

2 libras de frijoles verdes, pre-cocidos

2 cucharadas de perejil fresco, picado

3 cucharadas de aceite de oliva

2 dientes de ajo, picados

2 cucharadas de romero, molido

½ cucharadita de pimienta roja molida

½ cucharadita de sal

¼ cucharadita de pimienta negra molida

Preparación:

Poner los frijoles en una sartén antiadherente grande y verter agua hasta cubrir. Rociar con sal y hervir. Tapar y reducir el fuego al mínimo. Cocinar hasta que ablanden, remover del fuego y colar bien. Transferir los frijoles a un tazón grande y agregar 1 cucharada de aceite de oliva. Sacudir bien y dejar a un lado.

Combinar el perejil, ajo, pimiento rojo, romero y 1 cucharada de aceite en un tazón de vidrio grande. Poner la carne dentro y cubrir bien.

Precalentar el aceite restante en una sartén antiadherente grande a fuego medio/alto. Cocinar por unos 5-6 minutos de cada lado. Remover del fuego y servir con los frijoles verdes.

Información nutricional por porción: Kcal: 298, Proteínas: 34.1g, Carbohidratos: 9.5g, Grasas: 13.9g

15.   Arroz Vegetariano

Ingredientes:

1 taza de cuscús, sin cocinar

2 zanahorias grandes, en rodajas

½ cucharadita de romero seco, picado

½ taza aceitunas verdes, sin carozo

1 cucharada de jugo de limón

1 cucharada de jugo de naranja

1 cucharada de ralladura de naranja

4 cucharadas de aceite de oliva

½ cucharadita de sal

Preparación:

Lavar y pelar las zanahorias. Cortar en rodajas finas. Precalentar 2 cucharadas de aceite de oliva en una sartén antiadherente grande a fuego medio/alto. Añadir las zanahorias y cocinar por 10-15 minutos, revolviendo constantemente.

Añadir el romero, aceitunas y jugo de naranja. Mezclar bien. Continuar cocinando 3 minutos más, revolviendo ocasionalmente.

Combinar el jugo de limón con 1 taza de agua. Añadir esta mezcla a la cacerola y mezclar con el aceite de oliva restante, ralladura de naranja y sal. Dejar hervir y agregar el cuscús. Remover del fuego y dejar reposar 15 minutos.

Verter estas dos mezclar en un tazón grande y mezclar bien con una cuchara. Servir.

Información nutricional por porción: Kcal: 443, Proteínas: 8.4g, Carbohidratos: 53.5g, Grasas: 22.6g

16.   Quiché de Espinaca y Brócoli

Ingredientes:

8 onzas de brócoli, en trozos

8 onzas de espinaca, en trozos

1 taza de queso cheddar, en trozos

¼ taza de crema pesada

1 taza de Queso mozzarella, rallado

6 huevos grandes

1 cucharadita de mostaza seca

1 cucharada de eneldo, picado

½ cucharadita de sal

¼ cucharadita de pimienta negra molida

Preparación:

Precalentar el horno a 350°.

Poner la espinaca y brócoli en una olla de agua hirviendo. Cocinar por 2 minutos y remover del fuego. Colar bien y dejar enfriar.

Batir los huevos, mostaza, eneldo, sal y pimienta en un tazón. Dejar a un lado.

Mientras tanto, tomar una fuente de hornear grande y esparcir queso en el fondo. Verter la mezcla de huevo encima. Llevar al horno por 25-30 minutos.

Información nutricional por porción: Kcal: 244, Proteínas: 17.8g, Carbohidratos: 6.4g, Grasas: 17.2g

17.   Palta Grillada en Salsa de Curry

Ingredientes:

1 palta grande, sin carozo y en trozos

¼ taza de agua

1 cucharada de polvo de curry

2 cucharadas de aceite de oliva

1 cucharadita de salsa de tomate

1 cucharadita de perejil fresco, en trozos

¼ cucharadita de pimienta roja molida

¼ cucharadita de sal marina

Preparación:

Precalentar el aceite en una cacerola grande a fuego medio/alto.

En un tazón pequeño, combinar el polvo de curry, salsa de tomate, perejil, pimienta roja y sal marina. Agregar agua y cocinar por 5 minutos, revolviendo ocasionalmente. Añadir la palta, revolver bien y cocinar por 5 minutos más. Apagar el fuego y tapar. Dejar reposar por 15-20 minutos antes de servir.

Información nutricional por porción: Kcal: 341, Proteínas: 2.5g, Carbohidratos: 11.8g, Grasas: 34.1g

18. Vegetales Fritos con Queso Cottage

Ingredientes:

½ taza de queso Cottage

1 cebolla pequeña, en trozos

1 zanahoria pequeña, en rodajas

1 tomate pequeño, en trozos

2 pimientos medianos, en trozos

½ cucharadita de sal

1 cucharada de aceite de oliva

Preparación:

Lavar y secar los vegetales usando papel de cocina. Cortar en rodajas finas o tiras.

Precalentar el aceite de oliva en una cacerola grande a fuego medio/alto. Añadir los vegetales y freír por 10 minutos, revolviendo constantemente. Agregar sal y mezclar. Una vez que los vegetales ablanden, añadir el queso cottage. Freír por 2-3 minutos más. Remover del fuego y servir.

Información nutricional por porción: Kcal: 121, Proteínas: 6.6g, Carbohidratos: 12.4g, Grasas: 5.7g

19.   Puerros Cremosos

Ingredientes:

2 tazas de puerros, recortados

1 taza de queso crema

½ taza de queso Cottage

1 cucharada de aceite de oliva

½ cucharadita de sal

¼ cucharadita de pimienta negra molida

Algunas hojas de tomillo

Preparación:

Cortar los puerros en piezas pequeñas y lavarlos bajo agua fría un día antes de servir. Dejar en una bolsa plástica por la noche.

Precalentar el aceite en una sartén antiadherente grande a fuego medio/alto. Añadir el queso cottage y queso crema, y cocinar por 10 minutos. Agregar los puerros, mezclar bien, y reducir el fuego al mínimo. Cocinar 10 minutos más.

Remover de la cacerola y dejar enfriar. Decorar con hojas de tomillo, y condimentar con sal y pimienta a gusto.

Información nutricional por porción: Kcal: 380, Proteínas: 11.9g, Carbohidratos: 12.0g, Grasas: 32.5g

20.   Atún con Berenjenas Grilladas

Ingredientes:

1 libra de filetes de atún, sin piel ni hueso

1 berenjena grande, en trozos pequeños

2 cucharadas de vinagre balsámico

1 cucharada de jugo de limón

2 cucharadas de aceite de oliva

½ cucharadita de sal

¼ cucharadita de pimienta negra molida

2 cucharadas de salsa de tomate

1 cucharada de romero fresco, picado

Preparación:

Precalentar el grill a temperatura media/alta.

Poner el vinagre, salsa de tomate, jugo de limón, 1 cucharada de aceite, sal y pimienta en un tazón de vidrio mediano. Añadir la berenjena y cubrir bien. Refrigerar por 10 minutos.

Precalentar el aceite restante en una sartén antiadherente grande a fuego medio/alto. Añadir la carne y cocinar por 7-10 minutos, revolviendo ocasionalmente. Remover del fuego y añadir los trozos de berenjena al grill. Cepillar con la marinada constantemente. Cocinar hasta que ablanden y servir con la carne.

Información nutricional por porción: Kcal: 307, Proteínas: 31.4g, Carbohidratos: 7.9g, Grasas: 16.5g

21.   Estofado Jamaiquino

Ingredientes:

4 tazas de frijoles negros, pre-cocidos

1 libra de tomates, en cubos

4 dientes de ajo, picados

1 pimiento mediano, en trozos

1 cebolla grande, en rodajas

1 cucharadita de polvo de curry

1 cucharadita de mezcla de sazón italiano

1 cucharadita de tomillo

1 cucharadita de sal

1/4 cucharadita de pimienta negra molida

1 pimiento jalapeño, molido

Preparación:

Poner los frijoles en una olla de agua hirviendo. Cocinar hasta que ablanden. Remover del fuego y dejar reposar en el agua por 15 minutos.

Mientras tanto, precalentar el aceite en una olla grande a fuego medio/alto. Añadir las cebollas, ajo y 2 cucharadas de agua. Saltear por algunos minutos. Agregar el pimiento jalapeño, pimiento, tomillo, curry, mezcla de sazón italiano, sal y pimienta. Cocinar por 5 minutos, revolviendo ocasionalmente.

Colar los frijoles y añadirlos a la olla. Verter la salsa de tomate encima y revolver. Reducir el fuego al mínimo y tapar. Cocinar por 40 minutos y remover del fuego. Servir.

Información nutricional por porción: Kcal: 189, Proteínas: 22.0g, Carbohidratos: 66.5g, Grasas: 1.6g

22. Sopa Crema de Calabacín

Ingredientes:

4 calabacines medianos, en trozos

3 tazas de caldo vegetal, sin sal

1 taza de leche descremada

1 cebolla mediana, picada

1 pimiento grande, en trozos

1 cucharadita de tomillo seco, molido

1 cucharada de aceite vegetal

1 cucharadita de nuez moscada

½ cucharadita de sal

¼ cucharadita de pimienta negra molida

1 cucharadita de ralladura de limón

Preparación:

Precalentar el aceite en una sartén antiadherente grande a fuego medio/alto. Añadir las cebollas y freír por 5-6 minutos. Agregar el pimiento, tomillo, nuez moscada, calabacín, sal y pimienta. Cocinar por 2 minutos más y añadir el caldo vegetal. Cocinar por 15 minutos, hasta que los vegetales ablanden.

Remover del fuego y dejar enfriar. Transferir a una procesadora y pulsar. Retornar a la olla y añadir leche. Reducir el fuego al mínimo, tapar y cocinar por 15-20 minutos.

Información nutricional por porción: Kcal: 69, Proteínas: 4.4g, Carbohidratos: 7.8g, Grasas: 2.6g

23.   Pasta con Camarones

Ingredientes:

1 libra de pasta, pre-cocida

2 libra de camarones, sin piel ni vaina

2 pimientos grandes, en trozos

5 dientes de ajo, picados

4 cucharadas de aceite de oliva

¼ taza de perejil fresco, picado

5 cucharadas de jugo de limón

1 cucharadita de sal

½ cucharadita de pimienta negra molida

Preparación:

Cocinar la pasta usando las instrucciones del paquete. Remover del fuego y colar bien.

Precalentar el aceite en una sartén antiadherente grande a fuego medio/alto. Añadir los camarones y cocinar por 2 minutos. Agregar el jugo de limón, perejil y pimientos.

Sazonar con sal y pimienta a gusto. Cocinar por 10 minutos más. Remover del fuego y servir con la pasta. Rociar con orégano antes de servir.

Información nutricional por porción: Kcal: 374, Proteínas: 32.8g, Carbohidratos: 36.0g, Grasas: 10.4g

24.   Pavo Asiático

Ingredientes:

1 libra de pechugas de pavo, sin piel ni hueso

1 cucharada de mostaza amarilla

1 diente de ajo, molido

2 cucharadas de jarabe de arce

1 cucharada de té verde

1 cucharadita de jengibre, molido

1 cucharada de aceite de canola

½ cucharadita de sal

¼ cucharadita de pimienta negra molida

Preparación:

Precalentar el horno a 350°.

Calentar el aceite de canola en una cacerola antiadherente grande a fuego medio/alto. Añadir el ajo, jengibre, jarabe de arce y té, y cocinar por 3 minutos, revolviendo ocasionalmente. Remover del fuego y transferir a un tazón grande. Agregar la carne y cubrir bien con la mezcla. Dejar reposar por 20 minutos.

Poner la carne con el líquido en una fuente de hornear grande. Llevar al horno por 30 minutos. Remover y retirar la piel. Servir con vegetales frescos.

Información nutricional por porción: Kcal: 361, Proteínas: 39.3g, Carbohidratos: 24.7g, Grasas: 11.2g

25. Ensalada de Palta y Lentejas

Ingredientes:

4 tazas de lentejas blancas, pre-cocidas y coladas

1 palta, sin piel ni carozo, en trozos

1 taza de jugo de limón

1 cebolla morada mediana en cubos

2 dientes de ajo, picados

1 taza de cilantro fresco, picado

1 cucharadita de ají picante, molido

½ cucharadita de sal

1 cucharadita de ralladura de limón

Preparación:

Mezclar el jugo de limón, ají picante, sal y ralladura de limón en un tazón. Revolver y dejar a un lado.

Poner las lentejas en una olla con agua hirviendo. Cocinar hasta que ablanden y remover del fuego. Lavar bajo agua fría y transferir a un tazón de ensalada. Añadir la cebolla, ajo y cilantro. Rociar con marinada y sacudir para combinar. Cubrir con trozos de palta antes de servir.

Información nutricional por porción: Kcal: 540, Proteínas: 34.3g, Carbohidratos: 82.9g, Grasas: 8.3g

26. Camarones y Vegetales Horneados

Ingredientes:

1 lata de tomates, en cubos

1 lata de garbanzos, colados

1 libra de camarones, sin piel ni vaina

1 cebolla mediana, en cubos

1 taza de arroz blanco, de grano largo

2 dientes de ajo, picados

1 calabacín pequeño, en trozos

3 tazas de caldo de pollo, sin sal

2 pimientos medianos, en trozos

2 cucharadas de aceite de oliva

¼ cucharadita de sal

¼ cucharadita de pimienta negra molida

Preparación:

Precalentar el aceite en una olla profunda a fuego

medio/alto. Añadir la cebolla y ajo y freír por 2-3 minutos.

Agregar los ingredientes restantes, excepto los camarones. Revolver bien y hervir hasta que espese. Remover del fuego y transferir la mezcla a una fuente de hornear grande. Hornear por 20 minutos y cubrir con los camarones. Rociar con sal y pimienta a gusto. Hornear 5 minutos más y remover del horno. Dejar reposar antes de servir.

Información nutricional por porción: Kcal: 252, Proteínas: 18.0g, Carbohidratos: 32.0g, Grasas: 5.7g

27.   Sopa de Naranja y Zanahoria

Ingredientes:

1 libra de zanahorias, ralladas

5 naranjas grandes, en trozos

1 taza de caldo de pollo

3 onzas de papas, sin piel y en trozos

2 cebollas pequeñas, en trozos

1 diente de ajo, molido

¼ taza de Yogurt griego

1 cucharadita de miel

1 cucharada de aceite de oliva

½ cucharadita de jengibre, molido

5 cucharadas de jugo de limón

½ cucharadita de sal

½ cucharadita de pimienta negra molida

Preparación:

Combinar el jugo de limón, menta, sal y pimienta en un tazón. Mezclar bien y dejar a un lado.

Precalentar el aceite en una sartén antiadherente grande a fuego medio/alto. Añadir las zanahorias, ajo y cebollas, y cocinar por 1-2 minutos. Agregar los ingredientes restantes excepto el yogurt, y hervir. Reducir el fuego el mínimo y tapar. Cocinar por 15 minutos y añadir la mezcla de limón. Cocinar otros 5 minutos y remover del fuego. Agregar el yogurt y trozos de naranja frescos antes de servir.

Información nutricional por porción: Kcal: 100, Proteínas: 2.9g, Carbohidratos: 19.3g, Grasas: 1.9g

28.   Batido de Girasol

Ingredientes:

1 banana grande, en trozos

1 pera mediana, sin centro y en trozos

1 taza de Yogurt griego

¼ cucharadita de comino

1 cucharada de miel

1 cucharada de semillas de girasol

Preparación:

Combinar la banana, pera, yogurt, comino y miel en una procesadora. Pulsar hasta que esté suave y transferir a vasos. Cubrir con semillas de girasol y refrigerar por 30 minutos antes de servir.

Información nutricional por porción: Kcal: 218, Proteínas: 11.5g, Carbohidratos: 39.2g, Grasas: 3.1g

29.   Avena con Batatas

Ingredientes:

1 taza de copos de avena

1 taza de batatas, sin piel y en trozos

¼ taza de dátiles, sin carozo y en trozos

1 taza de leche de almendra

1 cucharadita de jengibre, molido

½ cucharadita de canela

1 cucharadita de miel líquida

¼ cucharadita de sal

Preparación:

Poner las batatas en una olla de agua hirviendo. Cocinar hasta que ablanden y remover del fuego. Colar y transferir a una procesadora. Pulsar hasta que esté suave y poner en un tazón grande.

Añadir la leche de almendra, copos de avena, jengibre, canela y miel. Rociar con una pizca de sal y mezclar bien para combinar.

Transferir la mezcla a una sartén mediana y cocinar por 10 minutos. Remover del fuego y agregar los dátiles.

Información nutricional por porción: Kcal: 597, Proteínas: 9.9g, Carbohidratos: 75.9g, Grasas: 31.6g

30. Ensalada de Canela y Frutilla

Ingredientes:

½ taza de frutillas, por la mitad

½ taza de arándanos

½ taza de uvas verdes

1 pera mediana, sin centro y en trozos

2 cucharadas de jugo de limón, recién exprimido

1 taza de queso crema

1 cucharadita de canela molida

¼ taza de almendras, en trozos

1 cucharada de semillas de chía

Preparación:

Combinar el jugo de limón, queso crema, canela y semillas de chía en un tazón. Dejar a un lado.

Combinar las frutas en un tazón de ensalada grande y sacudir. Rociar con el aderezo y revolver. Cubrir con almendras y refrigerar por 30 minutos antes de servir.

Información nutricional por porción: Kcal: 284, Proteínas: 6.2g, Carbohidratos: 14.7g, Grasas: 23.5g

31.   Albóndigas con Champiñones

Ingredientes:

1 libra de carne molida magra

2 tazas de caldo de pollo o carne

2 cebollas pequeñas, en trozos

2 huevos grandes

1 taza de leche descremada

1 taza de champiñones

¼ taza de pan rallado

1 cucharada de harina común

1 cucharadita de mezcla de sazón italiano

1 taza de crema agria

½ cucharadita de sal

¼ cucharadita de pimienta negra molida

Preparación:

Batir los huevos, pan rallado y leche en un tazón grande.

Añadir la carne y combinar con las manos.

Precalentar una sartén antiadherente grande a fuego medio/alto. Formar las albóndigas y ponerlas en ella. Cocinar hasta que dore. Añadir los champiñones, cebollas y caldo de pollo. Reducir el fuego al mínimo y tapar. Cocinar por 25-30 minutos.

Mientras tanto, combinar la harina, crema agria, sal y pimienta en un tazón aparte. Revolver y verter la mezcla en la sartén. Cocinar hasta que espese. Remover del fuego y servir caliente.

Información nutricional por porción: Kcal: 226, Proteínas: 22.4g, Carbohidratos: 8.0g, Grasas: 11.2g

32.   Salmón Grillado con Vegetales

Ingredientes:

2 libras de filetes de salmón, sin piel ni hueso

1 taza de vinagre de vino tinto

2 cucharadas de aceite de oliva

2 cucharadas de jarabe de arce

2 dientes de ajo, picados

1 taza de frijoles verdes, recortados y en trozos

1 taza de coliflor, en trozos

2 zanahorias pequeñas, en trozos

½ cucharadita de sal

¼ cucharadita de pimienta negra molida

Preparación:

Poner los frijoles verdes, coliflor y zanahorias en una olla de agua hirviendo. Cocinar por 10 minutos, o hasta que ablanden. Remover del fuego y dejar a un lado.

Precalentar el aceite en una sartén grande a fuego medio/alto. Añadir el vinagre, jarabe y ajo. Cocinar por 1 minuto y agregar la carne. Hervir y reducir el fuego. Tapar y cocinar por 5 minutos, revolviendo ocasionalmente.

Información nutricional por porción: Kcal: 284, Proteínas: 30.2g, Carbohidratos: 9.1g, Grasas: 14.1g

33.   Ensalada de Pavo y Zanahoria

Ingredientes:

1 libra de pechugas de pavo, sin piel ni hueso

5 onzas de Lechuga romana

3 zanahorias grandes, ralladas

¼ taza de Queso parmesano, rallado

5 cucharadas de aceite de oliva

1 cucharadita de Salsa Worcestershire

1 cucharada de vinagre balsámico

1 diente de ajo, molido

1 cucharada de jugo de limón

½ cucharadita de sal

½ cucharadita de pimienta negra molida

Preparación:

Combinar el aceite, salsa, vinagre, ajo, jugo de limón, sal y pimienta en un tazón pequeño. Mezclar bien. Poner la carne en la marinada y cubrir. Refrigerar por 1 hora.

Precalentar una sartén antiadherente grande a fuego medio/alto. Añadir la carne y cocinar por 5 minutos de cada lado. Agregar las zanahorias y cocinar por 2 minutos más. Remover del fuego y trozar en piezas pequeñas o tiras.

En un plato, hacer una capa con lechuga y cubrir con zanahorias y carne. Rociar con queso rallado y sal y pimienta a gusto.

Información nutricional por porción: Kcal: 340, Proteínas: 24.1g, Carbohidratos: 12.4g, Grasas: 22.2g

34.   Envueltos de Champiñones

Ingredientes:

1 libra de champiñones, picados

1 taza de cebollas de verdeo, picadas

1 taza de chalotes, picados

1 taza de maíz congelado, descongelado

2 cucharadas de cilantro, en trozos

½ cucharadita de pimienta roja molida

2 dientes de ajo, picados

1 cucharadita de jengibre, rallado

1 cucharadita de ralladura de lima

½ taza de jugo de lima

½ taza de queso crema

1 cucharadita de menta, picada

½ cucharadita de sal

4 hojas de lechuga

Preparación:

Mezclar el queso crema, jugo de lima, ralladura de lima, pimienta roja, ajo y jengibre en un tazón mediano, y dejar a un lado.

Precalentar una sartén antiadherente a fuego medio/alto. Añadir los champiñones, chalotes, cebolla de verdeo y 1 taza de agua. Agregar la mezcla de crema y cocinar por 5 minutos. Añadir el maíz, cilantro, y rociar con sal y pimienta a gusto. Cocinar por 2 minutos más y remover del fuego. Dejar enfriar.

Poner las hojas de lechuga en un plato y verter la mezcla encima. Enrollar y asegurar con un palillo de madera. Servir.

Información nutricional por porción: Kcal: 205, Proteínas: 8.8g, Carbohidratos: 22.5g, Grasas: 11.1g

35. Espinaca Texana Picante

Ingredientes:

2 tazas de frijoles negros, pre-cocidos

2 tazas de espinaca fresca, en trozos

1 tomate mediano en cubos

2 tazas de granos de maíz

2 cebollas pequeñas, en trozos

2 pimientos rojos, en trozos

2 dientes de ajo, picados

1 pimiento jalapeño pequeño, en trozos

Para el aderezo:

2 cucharadas de vinagre balsámico

2 cucharadas de aceite de oliva

½ cucharadita de pimienta roja molida

1 cucharadita de sal

¼ cucharadita de pimienta roja molida

1 cucharadita de comino, molido

Preparación:

Mezclar los ingredientes del aderezo y dejar a un lado.

Poner los frijoles en una olla de agua hirviendo y cocinar hasta que ablanden. Remover del fuego y colar bien. Transferir a un tazón grande. Agregar los ingredientes restantes excepto la espinaca, y sacudir.

Poner un puñado de espinaca en un plato. Cubrir con la mezcla y rociar con aderezo y sal a gusto. Servir.

Información nutricional por porción: Kcal: 181, Proteínas: 7.1g, Carbohidratos: 28.5g, Grasas: 6.2g

36. Batido Dulce de Col Rizada

Ingredientes:

2 tazas de col rizada fresca, en trozos

1 banana grande, en trozos

1 taza de leche de almendra

1 manzana mediana, sin centro y en trozos

1 cucharada de miel

1 cucharada de nueces

Preparación:

Combinar todos los ingredientes excepto las nueces en una procesadora. Pulsar hasta que esté suave y transferir a vasos. Cubrir con almendras y refrigerar por 1 hora antes de servir.

Información nutricional por porción: Kcal: 322, Proteínas: 4.5g, Carbohidratos: 35.7g, Grasas: 20.9g

37.   Pollo Cremoso

Ingredientes:

12 onzas de pechugas de pollo, sin piel ni hueso

1 cucharada de manteca, derretida

½ taza de queso cheddar, en trozos

½ taza de queso crema

2 cucharadas de perejil fresco, picado

1 cucharadita de Pimienta cayena, molida

1 cucharadita de sal

¼ cucharadita de pimienta negra molida

Preparación:

Derretir la manteca en una sartén antiadherente grande a fuego medio/alto. Agregar los trozos de pollo y cocinar por 10 minutos, hasta que doren.

Añadir el queso crema, perejil y pimienta cayena. Rociar con sal y pimienta, y cocinar por 2 minutos. Remover del fuego y dejar reposar.

Servir con arroz, pasta o vegetales frescos

Información nutricional por porción: Kcal: 463, Proteínas: 40.6g, Carbohidratos: 1.9g, Grasas: 32.1g

38.   Hinojo con Naranjas

Ingredientes:

2 tazas de hinojo, recortado y en trozos

5 naranjas grandes, en trozos

3 tazas de rúcula, recortada

2 tazas de frijoles blancos, pre-cocidos

2 cucharadas de jugo de limón

2 cucharadas de vinagre balsámico

½ cucharadita de mezcla de sazón italiano

¼ cucharadita de pimentón dulce, molido

½ cucharadita de sal

¼ cucharadita pimienta negra molida

Preparación:

Mezclar el jugo de limón, vinagre, mezcla de sazón italiano, pimentón dulce, sal y pimienta en un tazón. Dejar reposar.

Poner los frijoles en una olla de agua hirviendo. Cocinar

hasta que ablanden, colar y transferir a un tazón de ensalada. Añadir las naranjas, hinojo, rúcula, y sacudir para combinar.

Rociar con el aderezo y servir inmediatamente.

Información nutricional por porción: Kcal: 312, Proteínas: 17.9g, Carbohidratos: 61.7g, Grasas: 0.9g

39. Estofado de Calabaza con Semillas de Comino

Ingredientes:

1 libra de calabaza, sin piel y en trozos

1 cebolla mediana, picada

2 dientes de ajo, picados

2 zanahorias grandes, en rodajas

2 tallos de apio, en trozos

2 cucharadas de pasta de tomate

1 taza de cebolla de verdeo, en trozos

½ cucharadita de semillas de comino, tostadas

4 tazas de caldo vegetal

1 cucharada de aceite de oliva

½ cucharadita de sal

¼ cucharadita de pimienta negra molida

Preparación:

Precalentar el aceite en una olla profunda a fuego

medio/alto. Añadir las cebollas, ajo y zanahoria, y cocinar por 3 minutos. Agregar 2-3 cucharadas de agua, semillas de comino, trozos de calabaza y pasta de tomate. Verter el caldo vegetal y revolver. Reducir el fuego al mínimo y tapar. Cocinar por 40 minutos, hasta que la calabaza ablande.

Añadir el apio y cocinar 5 minutos más. Remover del fuego y cubrir con cebolla de verdeo. Servir.

Información nutricional por porción: Kcal: 86, Proteínas: 3.8g, Carbohidratos: 10.3g, Grasas: 2.7g

40. Crujientes Horneados de Arce y Manzana

Ingredientes:

3 libras de manzanas verdes, sin centro y en rodajas

1 cucharadita de canela molida

1 cucharadita de jengibre, molido

2 cucharadas de maicena

1 cucharadita de jarabe de arce

Para la cobertura:

1 cucharadita de jarabe de arce

1 cucharada de miel

3 cucharadas de manteca

½ cucharadita de canela molida

2 cucharadas de salsa de manzana

1 cucharadita de extracto de vainilla

1 taza de copos de avena

½ cucharadita de sal

Preparación:

Precalentar el horno a 375°.

Combinar las manzanas, jengibre, maicena, jarabe de arce, miel y canela en un tazón grande. Revolver bien.

Mezclar los ingredientes de la cobertura en un tazón grande. Revolver.

Esparcir la mezcla de manzana en una fuente de hornear grande. Añadir otra capa de cobertura y llevar al horno por 15 minutos. Reducir la temperatura a 350° y continuar horneando hasta que dore.

Información nutricional por porción: Kcal: 145, Proteínas: 1.7g, Carbohidratos: 24.6g, Grasas: 5.2g

41.   Muesli de Almendras

Ingredientes:

1 taza de copos de avena

2 cucharadas de almendras, en trozos

½ taza de dátiles, sin carozo y en trozos

½ cucharadita de canela molida

1 banana grande, en rodajas

½ taza de leche de almendra

5 cucharadas de coco, tostado

Preparación:

Combinar todos los ingredientes excepto las almendras en un tazón de vidrio grande. Sacudir para combinar y refrigerar por 15 minutos. Cubrir con almendras antes de servir.

Información nutricional por porción: Kcal: 559, Proteínas: 10.3g, Carbohidratos: 83.6g, Grasas: 24.5g

OTROS TITULOS DE ESTE AUTOR

70 Recetas De Comidas Efectivas Para Prevenir Y Resolver Sus Problemas De Sobrepeso: Queme Calorías Rápido Usando Dietas Apropiadas y Nutrición Inteligente

Por Joe Correa CSN

48 Recetas De Comidas Para Eliminar El Acné: ¡El Camino Rápido y Natural Para Reparar Sus Problemas de Acné En 10 Días O Menos!

Por Joe Correa CSN

41 Recetas De Comidas Para Prevenir el Alzheimer: ¡Reduzca El Riesgo de Contraer La Enfermedad de Alzheimer De Forma Natural!

Por

Joe Correa CSN

70 Recetas De Comidas Efectivas Para El Cáncer De Mama: Prevenga Y Combata El Cáncer De Mama Con una Nutrición Inteligente y Alimentos Poderosos

Por Joe Correa CSN

www.ingramcontent.com/pod-product-compliance
Lightning Source LLC
Chambersburg PA
CBHW030248030426
42336CB00009B/296